INTESTINO IRRITABLE

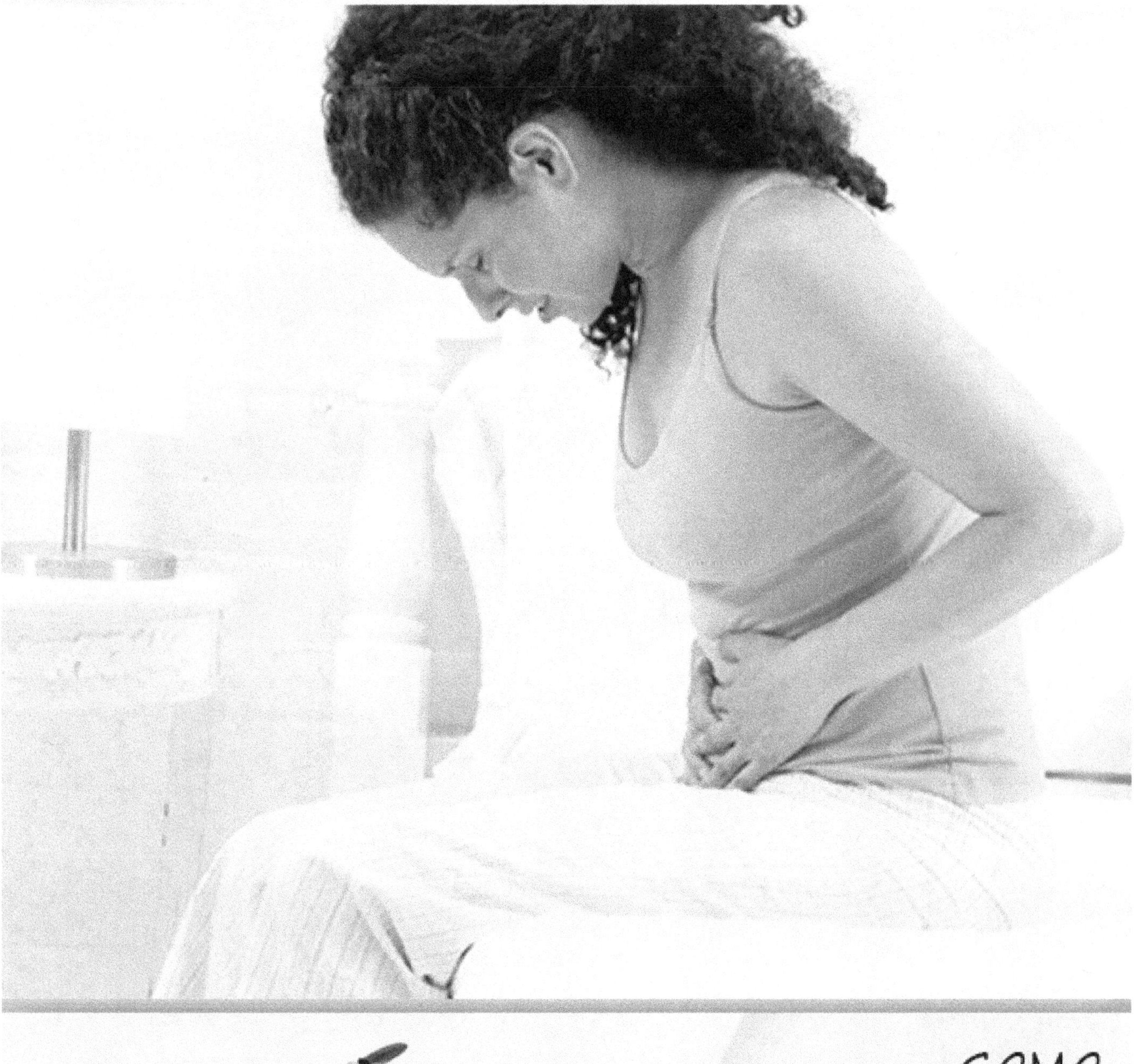

COMO SOLUCIONAR EL PROBLEMA

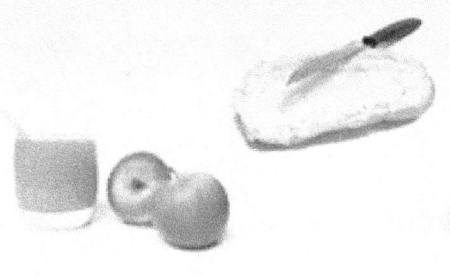
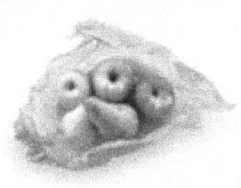

Síndrome del Intestino Irritable: La guía definitiva para el tratamiento del SII.

Tabla de contenidos

Introducción

El Síndrome de intestino irritable es un trastorno que afecta el tracto gastrointestinal, principalmente al colon o intestino grueso. Esta es la parte del sistema digestivo que almacena las heces.
Este síndrome también conocido como el SII, es una condición en la cual el intestino no funciona como debería

Dado que esta condición se denomina como síndrome, se caracteriza por diversos síntomas y aun hoy las causas no se conocen.

Aunque es relativamente frecuente, aún no se encuentran pruebas cruciales que ayuden a producir los tratamientos eficaces. La falta de investigación es a menudo considerada como la razón principal por la que no hay suficiente conocimiento sobre el Síndrome de Intestino Irritable.

Si usted es una de las personas que ha sido diagnosticada con SII, entonces hay una necesidad real de encontrar la ayuda urgente, para aliviar los síntomas a los que se enfrenta.

Si aun no ha sido diagnosticado, igualmente es el momento de considerar una visita cuanto antes al médico, si e siente que estas cosas le suceden de manera habitual.

El problema es que muchos de los medicamentos para el SII no son tan seguros y pueden proporcionar algunos efectos secundarios severos. ¿Hay una manera de manejar de forma segura los síntomas del SII? ¿Cómo se puede seguir con la vida diaria, sin tener que preocuparse por estos síntomas?

Lo que es aún más difícil para aquellos que sufren de SII, es que no les gusta hablar de su condición. Después de todo, para muchas personas, hablar sobre el intestino no es algo que quieran hacer.

La buena noticia es que hay algunos medios eficaces que pueden ayudar a aliviar el dolor y la incomododidad que se presentan debido al SII. En este libro, aprenderá a manejar los sintomas del SII, que parecen controlar su vida para hacer lo que ellos quieren.

Capítulo 1:

¿Qué es el Síndrome del Intestino Irritable?

El síndrome del intestino irritable es algo de lo que nadie quiere hablar, sin embargo es mas frecuente de lo que la mayoría de las personas creen.

Esta condición afecta a un promedio del 50% de las personas que visitan el gastroenterólogo cada año. Incluso si usted no ha ido allí todavia, es probable que en algún momento, tenga que hacer el viaje, si esa "molestia" persiste.

Es muy probable que esta condición le cause un gran dolor y malestar. Por ello, es imprescindible aprender todo lo que pueda acerca de lo que el síndrome del intestino irritable es y cómo se puede aliviar.

Eso es lo que pretendemos hacer aquí. Pero, antes de poder encontrar el alivio del síndrome de intestino irritable, usted debe saber lo que realmente es.

¿Qué es?

El síndrome de intestino irritable o SII, como se llama para abreviar, es un problema común relacionado con los intestinos. En las personas con SII los intestinos aprietan con o sin demasiada fuerza, para hacer que la comida se mueva, muy rápido o demasiado lento, a través de los intestinos. El SII usualmente comienza alrededor de los 20 años y es más común en la mujer.

Como podrá ver, el síndrome de colon irritable, no es realmente una enfermedad. Se trata de un "síndrome" sobre todo porque se trata de un grupo de síntomas.

Esto se debe al hecho de que algunos de los síntomas del síndrome del intestino irritable se contradicen entre sí. Por ejemplo, algunas personas sufren de diarrea, mientras que algunas personas experimentan estreñimiento.

El SII también se conoce con el nombre de síndrome de funcionamiento del intestino, colon irritable, intestino espástico o colon espástico.

En esta condición, las personas experimentan dolor en su abdomen. El dolor se debe a un trastorno de la función del intestino. Además del dolor, también puede experimentar cambios en los hábitos intestinales.

Los síntomas de IBS

Hay muchos síntomas que pueden derivar del síndrome del intestino irritado. Aprender acerca de estos y conocerlos puede ayudarle a su médico, al momento de reconocer este tipo de trastorno.

Como sabra, obtener una ventaja inicial en algo que esta funcionando mal, puede ser muy beneficiosos a largo plazo. En muchos casos, los síntomas del SII, pueden parecer confundirse y aparentar un intestino normal, pero en realidad podría haber otros problemas que acechan.

Los síntomas más frecuentes incluyen:

_ Dolor en la parte inferior del abdomen
_ Hinchazón
_ Dolor que se alivia con la defecación
_ Sensación de hinchazón
_ Gases
_ Moco en la materia fecal
_ Estreñimiento
_ Diarrea, especialmente después de comer o al levantarse
_ Sentir como que todavía tiene que movérsele el estómago, después de que ya se le ha movido.
_ Sensación urgente de que se le mueva el estómago
_ Dolor abdominal y cólicos que pueden desaparecer después de haber defecado.

Los síntomas pueden empeorar cuando usted está bajo mucho

estrés, tal como cuando viaja, atiende reuniones sociales o simplemente cambia de rutina diaria.

Sus síntomas también pueden empeorar si no come suficientes alimentos saludables o después de haber ingerido una comida grande.

A algunas personas les hacen daño ciertos alimentos. Las mujeres que tienen SII, pueden notar síntomas más frecuentes después de tener su mestruacion.

Si usted está sufriendo de alguna de estas condiciones, es posible que desee hablar con su médico, especialmente si las mismas son recurrentes.

Los síntomas que puede experimentar pueden sentirse como el estreñimiento o diarrea. En algunos individuos, puede suceder que tengan la sensación de que se mueve de un extremo a otro. Un cambio en las heces es a menudo un síntoma de SII.

También se cree que las personas que padecen otras afecciones, son más propensas a experimentar el SII. Estas condiciones incluyen el síndrome de fatiga crónica, estrés, dolor pélvico crónico y la fibromialgia.

Algunos médicos han encontrado que existe una relación entre el síndrome de intestino irritable y los trastornos mentales. Se relacionan con SII con los dos componentes neurológicos y psicológicos.

Además de esto, las condiciones pueden hacer que empeore. Por ejemplo, la menstruación suele hacer que el SII sea peor o hace que los síntomas sean más pronunciados.

Sin embargo, una cosa que usted necesita entender sobre el síndrome del intestino irritable, es el hecho de que en realidad no es "causado" por cualquier cosa.

El síndrome del intestino irritable es un estado en el que sus intestinos no funcionan correctamente. Esta condición conduce a los diversos síntomas que experimentan las personas.

Qué hacer

En primer lugar, si cree que está sufriendo de síndrome de intestino irritable, es imprescindible que pueda trabajar para conseguir el alivio que necesita, y lo antes posible.

El primer paso que debe dar, es visitar a un medico, realizar los estudios pertinentes y que este trastorno pueda ser diagnosticado por el profesional que lo atendio.

La mayoría de los médicos serán capaces de realizar todas las pruebas y evaluaciones necesarias para detectar cuan avanzado pueda estar este problema.

Seguramente, su médico va a querer seguir sus movimientos de intestino por un período de tiempo, así como supervisar sus condiciones en general durante el seguimiento.

Hay varias cosas que van a mirar y prestaran mucha atención, por ejemplo:

1. Si siente alivio del dolor, después de la defecación?

2. Cuando se sientes así, ¿hay un cambio en la frecuencia de las heces?

3. Cuando usted está experimentando este dolor, ¿hay un cambio en la forma o la manera en que ve las heces?

Luego, se podrá estimar las diferencias y las respuestas que se encuentran con lo que se considera normal de lo que no lo es.

• Si tiene más de tres evacuaciones intestinales por día o si tiene menos de tres evacuaciones por semana, se considera anormal.

• Si tiene heces duras o abultadas o si tiene un taburete muy flojo y acuoso, se considera anormal.

• Si usted está haciendo un esfuerzo, o si tiene una necesidad urgente de ir o si siente que no puede terminar por completo, esto también es anormal.

• Si hay cualquier signo de moco, esto es anormal.

• Además, la sensación de dolor en el abdomen o la sensación de estar hinchado se considera anormal.

Incluso a través de todos los exámenes correspondientes, es probable que su medico, igualmente le solicite un análisis de sangre, para tener datos mas precisos como parte del proceso de diagnóstico de este trastorno.

Por último, el médico le hará un exhaustivo examen. Este revisara sus condiciones físicas en general y descartara asi, según los resultados, cualquier otro tipo de afeccion que puedan sugerir algo más que el síndrome del intestino irritable es el culpable de su dolor.

Cuando no es SII

Su médico puede encontrar que en realidad usted tiene síntomas que no se presentan en el síndrome del intestino irritable. Estos síntomas pueden incluir sangre en las heces, pérdida de peso, diarrea, fiebre que se levanta en la noche o incluso dolor que lo obliga a levantarse por la noche.

Estas consideraciones indican que tal vez no tenga SII, pero si están marcando que algo anda mal. Por favor continue los exámenes que su medico le recetara.

Dónde está la verdad

Desafortunadamente, no hay causa conocida para el síndrome de intestino irritable. Muchos de las personas que conozco han pasado por esa experiencia y sin embargo, no tienen a nadie en su familia, que lo haya padecido.

Eso podría deberse a un tema que fue muy discutido, en cuanto a la importancia de la genética en este tipo de trastorno. Aun asi se ha comprobado que no es algo hereditario.

Hay cosas que se conocen sobre el SII, que pueden ayudarle a encontrar la verdadera solución a su dolor y malestar. Lo que sí sabemos mucho, de hecho, acerca de cómo SII nos afecta y qué podemos hacer para ayudar a detenerlo.

Informarse sobre SII, es el primer paso hacia la cura

El síndrome de colon irritable (o de intestino irritable) es la enfermedad gastrointestinal más frecuente en la práctica clínica. Se caracteriza por la asociación de dolor abdominal y alteración en el ritmo intestinal que va desde estreñimiento a diarrea.

Afecta entre un 10% y un 15% de la población adulta, sobre todo a mujeres. Un estudio realizado en Barcelona parece haber encontrado una posible explicación a esta mayor prevalencia en el género femenino: el estrés al que se ven sometidas las mujeres en la sociedad actual.

Según la Asociación Española de Gastroenterología, el síndrome de colon irritable es el trastorno funcional digestivo más frecuente en la consulta médica.

Sus síntomas principales, como ya mencionamos, son diarrea y estreñimiento -frecuente y crónico-, dolor o sensibilidad abdominal que se alivia tras las deposiciones, sensación de estar lleno, gases, distensión abdominal, vómitos, mareos, pérdida del apetito, ansiedad y depresión.

Es una dolencia que acostumbra a cronificarse, aunque no se conoce ningún mecanismo único que lo explique.

La teoría más aceptada atañe a las alteraciones en el movimiento de la sensibilidad digestiva influenciadas por factores psicológicos. También se aceptan como factores influyentes otras alteraciones como gastroenteritis, intolerancia alimentaria, alteraciones hormonales o factores genéticos.

Porque mas en mujeres

Aunque puede aparecer en cualquier persona independientemente de si es hombre o mujer, la gran mayoría de estudios ha constatado una mayor prevalencia en el género femenino (el doble).

Sin embargo, ninguna investigación había explicado la causa de esta diferencia. Ahora se han encontrado algunas respuestas.

Un equipo del grupo de investigación en Fisiología y Fisiopatología Digestiva del Institut de Recerca del Hospital Vall d'Hebron, de Barcelona, afirma que el exceso de estrés que afecta a las mujeres en la sociedad actual podría ser el desencadenante que altera el correcto equilibrio fisiológico del intestino.

A pesar de que esta enfermedad se relaciona a un buen pronóstico, lo cierto es que empeora enormemente la calidad de vida.

El estudio, mencionado, se ha elaborado partiendo del conocimiento empírico y epidemiológico que siempre ha asociado estrés vital con la aparición de síndrome de colon irritable.

Se sometió a voluntarias, divididas en dos grupos: estresadas y poco estresadas (de acuerdo con su nivel crónico de estrés) a un hecho que provocase ene ellas un nivel de estrés agudo.

Como fue por ejemplo sumergir la mano en agua helada, este hecho actuo como agente nocivo, mientras tanto se recogía su líquido intestinal.

Los resultados mostraron respuestas hormonales y del sistema nervioso, bien similares. No pasó lo mismo con la respuesta psicológica y la de la mucosa intestinal, que fue distinta entre los dos grupos.

Esta diferencia se tradujo en una respuesta defectuosa caracterizada por una menor secreción de agua y por un aumento significativo de la permeabilidad de la mucosa en el grupo de mujeres estresadas.

Según los investigadores, estas consecuencias podrían reducir la capacidad del intestino para eliminar los agentes externos nocivos, facilitando así el contacto prolongado de estos con el sistema inmunológico y provocando una extrema respuesta inflamatoria.

En condiciones normales esta situación conlleva diarrea. El problema llega con la persistencia de esta respuesta, la cual podría representar la primera etapa en el desarrollo del síndrome del intestino irritable.

Asimismo, y aunque reconocen la necesidad de más estudios comparativos entre géneros, los investigadores aseguran que los resultados ayudan a entender la mayor prevalencia femenina de esta enfermedad, lo que facilitaría la detección de personas con riesgo de desarrollar la enfermedad y, por tanto, establecer mecanismos de prevención para reducir el número de afectadas.

Peor calidad de vida

El espectro de gravedad del síndrome de intestino irritable es muy variable, y se pueden encontrar desde pacientes con molestias leves hasta pacientes que llegan a presentar síntomas tan graves que se sienten tan afectados que se vuelven incapacitantes.

En un trabajo de 1992, los investigadores Doug Drossman (EE.UU.) y Grant Thompson (Canadá) consideraban que cerca de un 70% de los casos eran leves, un 25% intermedios y un 5% graves.

Estudios más recientes, no obstante, confirman que la tasa de prevalencia de cuadros más graves es superior. Aun así, esta dolencia continúa considerándose por muchos un trastorno trivial.

Y es que esta enfermedad se asocia, en general, con un buen pronóstico y una expectativa de vida similar a la de pacientes sin la enfermedad.

El problema está en el empeoramiento de la calidad de vida: limitaciones sociales, absentismo laboral o reducción de la actividad física y la sensación de cronificación ya que, además, no existe aún ningún tratamiento curativo definitivo.

De hecho, el mejor tratamiento se limita a aliviar los síntomas. Cambios en la dieta (que no siempre funciona) con aumento de fibra y reducción de sustancias que favorecen la aparición del síntoma (cafeína o alcohol, entre otros) y medidas para disminuir la ansiedad (como la práctica de ejercicio, por ejemplo), son algunas de las medidas a tomar.

Los medicamentos deben reservarse para cuando la intensidad de los síntomas los requieran, y se dirigen a controlar el síntoma concreto predominante.

En este caso, se acostumbran a recomendar inhibidores de los espasmos (espasmolíticos), estimulantes de la movilidad, antidiarreicos, laxantes, antidepresivos y ansiolíticos.

LA RESPUESTA AL DOLOR

El estudio realizado en Barcelona no es el primero que relaciona el factor de género con el desencadenamiento de síndrome de colon irritable.

Una investigación realizada en la Universidad de California (Los Ángeles, EE.UU.) lo ha tenido de nuevo en cuenta, relacionando el género con dolor.

La conclusión a la que llegan los autores es que las mujeres con este síndrome no pueden desactivar de forma eficaz un mecanismo de modulación del dolor en el cerebro, lo que las hace más sensibles al dolor abdominal.

Así, las mujeres con síndrome de colon irritable responden de forma diferente al dolor que las que no lo padecen.

Estudios previos ya habían confirmado que el cerebro, en condiciones normales, se prepara para el dolor inhibiendo o amplificando la experiencia dolorosa.

Si se trata de un dolor moderado, el cerebro se prepara inhibiendo la intensidad del dolor. Por el contrario, si se percibe un posible dolor agudo, el cerebro amplifica la respuesta al mismo para reaccionar más rápidamente y minimizar posibles daños.

Parece ser que las mujeres con síndrome de colon irritable no tienen esta capacidad amplificadora, por lo que son más sensibles incluso al dolor moderado.

En la elaboración del estudio, la actividad cerebral frente al dolor se registró por resonancia magnetica. Ante el malestar, las mujeres sin síndrome redujeron la actividad en las áreas cerebrales relacionadas con el dolor, así como la estimulación emocional.

Esta actividad no se redujo en las mujeres con el síndrome. Se llego a la conclusión de que: "la hipersensibilidad abdominal que caracteriza al SII podría representar la incapacidad de inhibir los circuitos del dolor y la estimulación emocional".

Diferentes tipo de SII

Síndrome del intestino irritable con estreñimiento

Debido a la diversidad de los síntomas asociados con el síndrome de intestino irritable, vamos a realizar una clasificación, a menudo se dividen en tres grupos:

1) El síndrome del intestino irritable con estreñimiento - Esto es

cuando el dolor abdominal en una persona se acompaña con la dificultad para defecar.

Una persona que sufre de síndrome de intestino irritable con estreñimiento, con frecuencia siente que el dolor abdominal desaparece después de que él/ella ha defecado.

Sin embargo, cabe señalar que las personas que sufren de este tipo del síndrome de colon irritable, se quedan con una sensación de evacuación incompleta.

La materia fecal de la persona que sufre de síndrome de intestino irritable con estreñimiento suele ser difícil y llena de bultos. También en el caso de las personas que sufren de síndrome de intestino irritable con estreñimiento, solo defecan 3 veces a la semana.

2) el síndrome del intestino irritable con diarrea - Las personas que sufren de este tipo de síndrome de intestino irritable con frecuencia tienen una sensación de urgencia para defecar. Su dolor suele aliviarse con la defecación, que puede tener lugar, tres veces al día. La materia fecal de la persona que sufre de SII, es comúnmente suelta y acuosa.

3) el síndrome del intestino irritable con alternancia de patrón de las heces - Hay casos en que la gente que sufre de síndrome de intestino irritable puede experimentar diarrea durante una semana, y el estreñimiento en la próxima.

Esto es a menudo muy incómodo para la persona ya que él /ella tendrá que cambiar los tratamientos que está experimentando con regularidad.

Centrémonos en la primera categoría. Los síntomas del síndrome del intestino irritable con estreñimiento que pueden aliviarse mediante la utilización de sólo unas pocas técnicas.

Éstos son algunos de ellos:

a) Tome mucha agua - Esto es para evitar el endurecimiento de las heces. El agua potable puede ayudar a aliviar los síntomas del síndrome del intestino irritable con estreñimiento por la limpieza del sistema del cuerpo de las impurezas.

También es muy útil en el ablandamiento de las heces de una persona que sufre de esta enfermedad.

b) Tomar suplementos de fibra soluble - Estos suplementos también ayudan a ablandar las heces de una persona que sufre de síndrome de intestino irritable con estreñimiento.

Aunque hay varias personas que dicen que la fibra insoluble es el mejor tipo de fibra a tomar cuando se tiene esta enfermedad, nunca se debe tener en fibra insoluble, sin fibra soluble.

Esto se debe a que la fibra insoluble tiene el potencial para desencadenar los síntomas del síndrome del intestino irritable. La fibra insoluble es también muy agotadora para el estómago a la hora de ser digerida.

c) Relax - Hay estudios que muestran que el estrés tiene mucho que ver con los síntomas del síndrome del intestino irritable. Esto significa que lo que está pensando puede afectar el funcionamiento de su sistema digestivo.

Si se esfuerza mucho para defecar, no podra ser capaz de hacerlo. No pienses en su síndrome al defecar. Trate de relajarse y liberar el estrés.

d) el ritmo de su comer - Trate de no comer demasiadas cosas en una sola sesión. Esto podría agravar los síntomas del síndrome del intestino irritable con estreñimiento.

Lo mejor que puede hacer es comer un poco a la vez. Si quieres, puedes comer tantas veces como quieras, pero trata de mantener un ritmo en cada bocado, esto le permitirá una buena digestión.

Estos son sólo algunos de los consejos a seguir cuando usted está experimentando el síndrome del intestino irritable con estreñimiento. Siguiendo estos consejos, será capaz de disminuir la incomodidad provocada por los síntomas de esta enfermedad.

Capítulo 2:

Tratamientos:

Con el gran número de personas afectadas con el síndrome de intestino irritable, todavía no se ha encontrado una cura, para aliviar los dolores y malestares de este trastorno.

El SII no es específicamente una condición difícil de tratar. De hecho, es una verdad conocida que incluso los cambios leves en el estilo de vida y la dieta, pueden contribuir a la supresión de los síntomas.

No necesita ninguna operación o cirugía para reparar cualquier desorden que hay en el abdomen. En el extremo, el uso de drogas y los medicamentos pueden ser aplicados para demostrar el tratamiento.

El Síndrome del Intestino Irritable es principalmente un trastorno funcional. Esto implica que no hay cambios físicos en el intestino, tales como el daño y la inflamación que puede causar el empeoramiento de la condición.

Sin embargo, la ausencia de tales no niega la presencia de síntomas. La cosa sin embargo es que la raíz del problema radica en el mal funcionamiento del sistema que se centra en el intestino grande.

Esto sólo hace que la condición sea más difícil de tratar. Añadir a esto el hecho de que la mayoría de los factores se incluyen, principalmente, de manera subjetiva, que no pueden ser tratados con parámetros objetivos.

El síndrome del intestino irritable no es algo que tiene una tasa de curación del 100 por ciento. En la mayoría de los casos, usted y su médico trabajarán para determinar la mejor manera de abordar el problema y como manejar los síntomas.

Sin conocer la causa, es poco lo que se puede hacer para quitar el dolor y las molestias para siempre.

Una cosa que debe tenerse en cuenta es que el síndrome de colon irritable no es una condición progresiva. Tampoco está en peligro la vida de aquellos que la padecen. No hay ninguna razón para creer que usted no puede obtener ayuda y que tendrá que sufrir con SII para toda la vida.

Sin embargo, es mucho lo que se puede hacer para ayudar en la mejora de la calidad de su vida, simplemente debe aprender a manejar esos síntomas a los cuales usted se enfrenta, y saber como contrarrestarlos. Eso es lo que vamos a ofrecer aquí.

Cómo controlar el SII

Hay mucho que pensar cuando se trata de la gestión de SII. Hay medicamentos, soluciones aportadas por el uso de remedios naturales o caseros, y otras posibles soluciones para ayudarlo a detener el dolor y el sufrimiento que esta experimentando por tener SII.

En la mayoría de los casos, usted puede obtener algo de alivio mediante la aplicación de uno de los tipos de tratamientos disponibles.

Sin embargo, para aquellas personas que sufren de SII de manera regular, tendrán que considerar hacer algo más que su adición de un tratamiento a un régimen de gestión de SII.

Con una vigilancia constante sobre varios factores claves, usted puede encontrar una serie de beneficios en los costos relacionados con la salud.

Tratamientos Para ser considerados

Hay varios tipos de tratamientos que se pueden utilizar en el intento de aliviar el síndrome de colon irritable.

En los capítulos siguientes, vamos a entrar en detalles sobre cada uno de estos, para que pueda elegir cual mejor se adapta a su estilo de vida y encontrar por fin, el alivio que necesita.

• El alivio de tensión

• Su dieta

• La prevención de la enfermedad

• Las medidas de auto cuidado

• Hacer frente a la condición

• Los medicamentos recetados

• Alternativa medicamentos disponibles

• Tratamientos complementarios

Cada una de estas vías es algo que usted debe considerar cuidadosamente si en verdad quiere superar el SII. Además de esto, la severidad de su condición debe ser tomada en consideración a la hora de escoger cual será el tratamiento a seguir.

Los que sufren de casos más extremos se van a necesitar más ayuda que los que están es una fase de menos complejidad. Su tratamiento debe basarse en lo extremo de su condición.

En efecto, el tratamiento para un caso leve de SII no va a ser suficiente para las personas con síntomas severos. Del mismo modo, el tratamiento para el SII grave, no va a ser beneficioso para aquellos que están sufriendo de una afección leve.

Como comenzar

Su médico puede comenzar haciéndole preguntas acerca de sus síntomas. Si sus síntomas han seguido un patrón durante un tiempo, el patrón puede esclarecerle a su médico la causa del SII.

Si sus síntomas apenas le han comenzado, entonces algo más puede ser la causa. Su médico puede necesitar hacerle pruebas tales como pruebas de sangre o una colonoscopia, para asegurarse que sus síntomas no son por causa de algo diferente al SII.

Su médico trabajará con usted en el diagnóstico y luego determinar cual es el nivel de gravedad de su SII. Para cada persona, esto significa un encuentro con el medico, una chequeo minuciosos y el seguimiento en el diagnóstico por parte del especialista.

Sin embargo, usted puede ayudar a solucionar este problema, aprendiendo más sobre su condición, mediante el control de los niveles de su estado por su cuenta.

Una vez que conozca en qué medida usted está sufriendo, cuenta con un conjunto de herramientas disponibles para su uso.

Si usted tiene el SII leve, su objetivo será trabajar a través del manejo de los factores de estrés y hacer cambios en los alimentos que usted come y su estilo de vida en general.

Para aquellos que están sufriendo de las condiciones más moderadas del SII, es necesario realizar los cambios antes mencionados para condiciones suaves, así como tomar suplementos de fibra, los medicamentos anticolinérgicos (o los similares a ellos) y, posiblemente, sobre los relieves del contador.

Si usted tiene una forma severa de SII, tendrás que seguir los consejos para las dos clases de condiciones mencionadas anteriormente (leve y moderado), y también tendrá que hablar con su médico acerca de los medicamentos que complementaran el tratamiento. Éstos pueden incluir antidepresivos tricíclicos, ISRS u otro tipo de medicación.

¿Cómo saber?

La pregunta más grande que la mayoría de las personas con SII se preguntan es muy simple, no sé qué hacer... La mejor respuesta que puede darse es conocer y aprender todo lo que mas pueda sobre el SII.

Sin olvidar hablar con su médico de cabecera en primer lugar. Si no encuentra las respuestas que este pueda ofrecerle como algo certero y seguro, entonces deberá trabajar con un especialista en el campo.

A través de una serie de pruebas, los médicos tendrán una comprensión plena de su condición, y de la severidad de sus síntomas.

Una vez que esté completa, es ahí cuando le dictara realizar cambios en su estilo de vida y, en muchos casos, también se recetan medicamentos para controlarla.

Las recomendaciones de un especialista en el campo son la mejor forma de tratar con este problema. Él o ella le proporcionaran el tratamiento mas adecuado para su condición específica, no sólo por los síntomas que son más comunes con el síndrome de intestino irritable, sino que serán mas precisos y se guiaran solamente por los síntomas que usted manifieste.

Sin embargo, tiene sentido mucho sentido, y creo que es indispensable, mantenerse completamente actualizado e informado sobre lo que está sucediendo en el mundo del SII. Cuándo se puede hacer eso, con seguridad, encuentra el alivio que necesita.

En los próximos capítulos de este e-libro, usted aprenderá los distintos métodos para la gestión de su condición de SII.

En la mayoría de los casos, usted tendrá que considerar hacer los cambios necesarios en su estilo de vida que harán una diferencia significativa en la severidad de los síntomas de SII, así como su frecuencia.

Dedique tiempo a mejorar su estilo de vida y principalmente su dieta, y lo más probable es que encontrara alivio.

En cuanto al capítulo de medicamentos, asegúrese de que usted hable con su especialista de los tipos de medicamentos que pueden ayudarle en su situación específica y recuerde que no todos ellos son perfectos para los demás.

Capítulo 3:

El estrés es un factor

Una de las primeras cosas que usted y su médico hablarán es acerca de cuanto su SII es producto de la tensión. El estrés, es un factor que puede hacer daño en muchos aspectos a su salud, incluyendo el síndrome del intestino irritable.

En primer lugar, cometer el error de pensar que el estrés en sí mismo puede causar este síndrome. Este no es el caso. El estrés suele ser traído a nuestras vidas por un estilo de vida difícil y complicado.

Cuanto más preocupación usted pone en su cuerpo, menos saludable y mas capaz de producir una reacción como consecuencia es.

Recuerde que aun no existe una causa especifica sobre que lo que realmente produce el SII. En efecto, todo lo que podemos hacer es tratar los síntomas que puede venir de él. Sin embargo, sí sabemos lo que lo hace peor y el estrés es uno de esos factores.

Por qué daña el estrés

Los hechos acerca de por qué el estrés daña, en el SII son claros. Para una persona sana, en una situación ideal, el estrés es controlado por el cuerpo.

Su cuerpo tiene un sistema de inhibición del dolor que se enciende cuando se está luchando con el dolor y que le ayuda a hacer frente a ella.

¿Cómo puede el estrés afectar el SII?

El estrés puede desencadenar síntomas en las personas con SII. Hable con su médico y con su familia, acerca de las maneras para lidiar con el estrés, tales como ejercicio, entrenamientos de relajación o meditación.

Él o ella puede tener algunas sugerencias o le puede remitir adonde alguien que le pueda dar algunas ideas. Su médico también puede sugerirle que hable con un asesor psicológico acerca de las cosas que le están molestando.

Sin embargo, se ha encontrado en pacientes con SII, que sufren hipersensibilidad. Puede que su cuerpo, a su vez comience a poner en marcha el sistema de inhibición del dolor y sienta los músculos de su estómago dañados.

Por ejemplo, ha sido un día largo y estresante, usted está mirando una buena comida y siente sueño. Si usted está experimentando prolongados o repetidos episodios de estrés, seguramente no le resultara tan fácil relajarse.

En lugar de ello, ira a su casa y comera una comida sin animo. No importa si usted come durante el evento estresante o después, tendrá que tolerar el terrible dolor en el abdomen, que viene con el SII.

Esto podría ser un sentimiento normal de estar lleno para algunos, pero para las personas con SII, saben por que les duele. El SII permite que se sienta más el dolor asociado con la alimentación durante o después del estrés.

Sin embargo, pensar que la única razón de que el dolor del SII es provocado solo por la comida, tampoco es correcto. Es un conjunto de síntomas que afectan a su cuerpo al mismo tiempo.

La comida influye en el malestar del SII, porque este ya se encuentra avanzado. De hecho, ha habido estudios realizados para proporcionar este resultado.

Por ejemplo, su cuerpo experimenta una respuesta emocional normal ante una situación. En las personas, la experiencia de las reacciones emocionales no es algo que es estrictamente emocional. Su cuerpo reacciona de muchas maneras.

Si tiene miedo, esta nervioso o triste, su cuerpo reacciona tanto física como emocionalmente. Su corazón comienza a acelerarse. Sus manos están sudorosas. Se siente la necesidad de usar el baño. Usted puede incluso sentir nervios en su estomago.

En los pacientes con SII, los síntomas se intensifican, el dolor de estómago es aun mayor. Sabemos que el cuerpo reacciona a los sentimientos emocionales y las situaciones estresantes ponen de manifiesto el dolor, este se hace mas fuerte en el estómago. Tu intestino puede doler hasta el punto en que es bastante molesto.

En estos ejemplos, se puede ver que no importa lo que la situación estresante haga a su cuerpo, y que igualmente desempeña un papel importante en la aparición de sus síntomas lejos de lo comun. En efecto, el SII se agrava por las presentes condiciones.

Por esa razón, el evitar las situaciones estresantes puede ser de gran ayuda a reducir el número de episodios dolorosos por los cuales pueda pasar.

La pregunta es, entonces, ¿cómo se puede evitar todos los eventos estresantes en su vida?

Lo que hay que recordar aquí es que no es sólo una cuestión de evitar situaciones de estrés para detener el SII, pero si para bajar las consecuencias que estas traen al cuerpo.

Para que sea menos grave una reacción, es necesario evitar el estrés y no olvidar que debe hacer las cosas que ayudan a aliviar el estrés al cual ya se enfrenta.

Al hacer esas dos cosas, usted puede encontrar el alivio de algunas de las peores situaciones de su SII. La pregunta es ahora, ¿cómo se puede hacer esto?

Eliminación del estrés

No hay duda de que eliminar el estrés de su estilo de vida, va a ser todo un reto. Y, no hay duda de que cada uno de nosotros nos enfrentaremos a distintas situaciones de estrés, no importa lo que podemos hacer para evitarlas.

En muchos sentidos, haciendo cosas que alivien el estrés, se ayudará a si mismo, y a su SII, ya que le proporcionara una razon menos para actuar.

Usted ve, que el amontonamiento de tensión en su cuerpo, hace que el SII reaccione, no necesariamente las situaciones estresantes provocan que el SII, se dispare. En casos muy extremos puede que todo lo que suceda, lleve a tener una reacción.

Éstos son algunas de las mejores maneras para que trabaje en el alivio de estrés en su vida.

Evitar: Por supuesto, lo mejor que puede hacer es darse de baja de situaciones que siempre son estresantes para usted. Si su trabajo le está causando la perdida de sueño por la noche o se preocupa demasiado por ello, entonces esto va a dar lugar a reacciones de SII.

Debido a que su trabajo es una cosa continua, se acumula y provoca reacciones en todo momento. En situaciones como ésta, la única cosa que usted puede hacer para encontrar alivio en un causante de estrés constante es, quitarlo si es posible y lo mas pronto que pueda.

Ejercicio: Lo creas o no, su cuerpo puede relajarse y encontrar beneficios en el ejercicio. Esta es una gran manera para que usted pueda reducir el estrés en su cuerpo.

Trate de realizar un paseo todos los días después de la cena. O bien, registrarse para obtener en el gimnasio local o bien optar por hacer algunas vueltas dentro de la piscina.

Entrar en la actividad física hace mucho más que sólo beneficiarlo con mantenerse en forma. También ayuda a estimular el cerebro, que a su vez ayuda al cuerpo a reducir las cargas de estrés.

Se trata de hacer ejercicio físico agradable tal como nadar, andar en bicicleta,... no de ganar una olimpiada. Esto último llevaría a tener más estrés y a empeorar el trastorno.

Lo adecuado sería dedicarle 30-40 minutos 3-4 veces por semana. NO VALE hacer en un día 5 horas y no volver hacer nada en un mes, siendo esto también perjudicial.

Que la actividad elegida sea de su agrado, porque difícilmente se persevera en algo que no agrada.

Consultar con su médico para que le aconseje antes de comenzar cualquier rutina de ejercicio

Meditación: Para algunos, la mediación es una gran manera de encontrar el alivio para el estrés. Centrándose en las cosas buenas en lugar de preocuparse por siempre las cosas malas es la manera perfecta para encontrar el alivio de los acontecimientos estresantes.

Si no siente que la mediación es adecuado para usted, intente probar con el yoga. Esto se combinan, la meditación y el ejercicio, para aliviar la tensión ideal para su cuerpo y mente.

Hacer algo curioso: Aun cuando las cosas están realmente mal, su mente debe concentrarse en otras cosas que son beneficiosas. Si usted puede salir con sus amigos para pasar una noche de diversión, le ayudará a tomar distancia de la tensión.

Todo el mundo necesita para encontrar cosas que hacer, para que la mente pueda estar fuera de la bajo la tensión que se encuentran.

Dormir bien: Una parte muy importante de la lucha contra el estrés es el cuidado de las necesidades físicas de su cuerpo. El sueño no es una opción sino un requisito para una buena salud.

Si logra dormir lo suficiente, como para que se sienta descansado al despertar, este estado le ayudará a su cuerpo a lidiar con el estrés, ya que seguirá con esa agradable sensación durante todo el día.

La reducción del estrés es una gran manera de ayudar a evitar el síndrome del intestino irritable.

No hay duda de que tener las condiciones adecuadas tanto físicas y emocionales, le permitirán sentirse mejor y conseguir estar a lo largo del día, sin tener los síntomas del SII.

Utilice estos métodos para ayudarle a reducir las cargas de estrés. Tenga en cuenta que hay un montón de otras maneras que usted puede reducir el estrés de su cuerpo también.

Sólo tiene que mantener un entorno saludable. Si no se toma el tiempo para reducir y evitar el estrés en su vida diaria, SII será un factor constante.

Recuerde que el estrés no es la única cosa en la que usted necesita pensar. Piense como reducir la tensión y rápidamente vera los frutos.

Capítulo 4:

La Dieta cumple un papel fundamental en su SII

Como el estrés, la dieta influye en el SII. A pesar de que muchas personas han caído en esta condición y solo comer alimentos saludables, sabemos que la manera en que comemos influye en todo nuestro organismo.

Sin embargo, es bien sabido que los alimentos pueden contribuir a que el síndrome del intestino irritable empeore.

El problema con los alimentos es doble. En primer lugar, su cuerpo puede reaccionar a algunos alimentos de una manera más intensa con SII de la que reaccionaría otro organismo con ese alimento.

Además, el cuerpo experimenta un aumento de los niveles de la reacción del músculo intestinal y la sensibilidad con SII que con otra cosa.

Sólo el hecho de controlar lo que usted está comiendo, puede hacer que los síntomas del SII se muestran o no. Puede incluso no ser un alimento específico la causa, sino una reacción exagerada a la alimentación en general.

Los problemas con los alimentos

Lo primero que debe trabajar es el simple hecho de que usted puede controlar lo que come. En eso, puede tener cierto control sobre cómo su cuerpo reacciona con síntomas de SII.

Algunos de los alimentos que sabemos que son problemáticos para las personas con SII incluyen alimentos como los fritos, el alcohol, la cafeína y los alimentos que son altos en grasa.

Además de esto, cuando el alimento se consume demasiado de una sola vez, los problemas también pueden surgir.

La diarrea y calambres en el abdomen, pueden ser causados por algunos tipos de azúcares que no pueden ser completamente digeridos por el intestino.

Estos incluyen el sorbitol, que es un edulcorante en alimentos dietéticos, los azúcares de las encías, los azúcares de dulces, y la fructosa. El consumo de estos azúcares llevan a la incapacidad del intestino para absorber correctamente y dará lugar a la diarrea.

Los síntomas de gases del SII pueden ser provocados por algunos alimentos también. Por ejemplo, los frijoles, legumbres, coliflor, lentejas, coles de Bruselas, cebollas, roscas de pan, la col y el brócoli todo esto pueden producir gases intensos como uno de los síntomas del SII. Comer este tipo de alimentos puede provocar los síntomas del SII incluyendo hinchazón y aumento de gases.

Con estos alimentos están detrás de la aparición de los síntomas del SII, es importante para que usted considere cómo le afectan. Es esencial que usted entienda que los alimentos afectan a cada persona de una manera diferente.

Lo qué le a afecta y causa síntomas intensos del SII a usted, puede que no sea lo mismo y no tenga el mismo efecto, en otra persona con los síntomas del SII. Por esa razón, es fundamental que usted descubra cómo los alimentos le afectan.

Seguimiento de su dieta

Uno de los primeros pasos a seguir para que pueda hacer la gestión de SII, es un seguimiento minucioso de su dieta. Aunque usted puede pensar que sabe lo que está comiendo, no se da cuenta de la correlación entre la dieta y los síntomas de SII. El objetivo es aprender lo que empeora sus síntomas.

Usted debe seguir su dieta durante dos o tres semanas sólidamente. Esto significa que debe escribir todo lo que ha comido por un total de dos semanas por lo menos.

También tendrá que vigilar lo que sentía antes y después de cada comida, así como registrar también cuando experimentó los síntomas del SII.

Un gráfico de seguimiento puede ser algo como esto:

Día:
Desayuno Los síntomas: Almuerzo Síntomas: Cena Síntomas: Los síntomas de noche:
Alimentos consumidos desayuno: Almuerzo: PM: Snacks:
reacciones de Alimentos cuenta después de las comidas (hasta 2

horas después) de AM: PM Almuerzo: Snacks:

Una agenda de seguimiento, similar a ésta le ayudara en el seguimiento de los alimentos que usted come cada día y la forma en que se siente antes y después de cada comida.

Al hacer esto, usted será capaz de ver que ciertos alimentos parecen despertar los síntomas de SII, más que otros.

Eliminación de las dietas

A medida que trabaja a través de este tipo de control de la ingesta de alimentos, es probable que para encontrar áreas comunes donde hay un alimento que está consumiendo, que parece ser la causa de los síntomas del SII adicionales o empeorarlos.

Cuando descubres cual es ese tipo de alimentos que te daña y no hay duda de que cuando lo come se sientes mal, debe eliminarlo de la dieta sin siquiera pensarlo.

Pero, si lo hace porque piensa que la comida es la causa del problema cuando en realidad no puede ser, no hay ninguna razón para retirar los alimentos de su dieta. La parte difícil es discernir la diferencia.

Debido a que su dieta es un factor importante, mas ahora que tendrá que cambiar el estilo de vida que lleva con el SII, vale la pena utilizar un gráfico para ayudar a realizar un seguimiento de su consumo y los síntomas aparecen después de comer ese alimento.

La primera preocupación es que el individuo está perdiendo calidad de vida al no consumir todos los alimentos que él o ella quisiera comer.

Esto produce un beneficio positivo en su estilo de vida, que seria la reducción de los síntomas del SII, pero a la vez produce un mal estar, porque debe privarse de aquello que mas le gusta, entonces no hay beneficio para usted, es por ello no debe ser tan limitante.

Las dietas de eliminación, como se denomina a este tipo de montajes de dieta, pueden ser un problema en sí mismo también.

Existen casos en que las personas eliminan de su dieta, muchos de los nutrientes necesarios que necesitan, esto puede hacer que corran riesgos de padecer problemas de salud.

Algunas personas pueden sufrir de anemia, la osteoporosis e incluso pueden sufrir deficiencias de vitaminas y minerales en gran medida.

Además de esto, las dietas que realmente recomendamos eliminar, tienen grupos enteros de alimentos, que deben ser evitados. Esto incluye las dietas que eliminan todas las grasas, proteínas o hidratos de carbono, o la mayor parte de ellos. Esto no es saludable en cualquier tipo de dieta.

Si va a utilizar una dieta de eliminación para ayudarle a encontrar los alimentos que no son buenos para su condición de SII, usted debe hacerlo sólo con la ayuda y orientación de su médico.

Si hay alguna razón para que usted o su médico puedan creer que la comida empeora su condición, a un nivel extremo, él o ella va a hacer las pruebas necesarias para estos casos, como las de alergia, endoscopia intestinal superior, la lactosa y por que no las de respiración.

Hay algunas condiciones en las que su cuerpo puede presentar cierta intolerancia por la comida, es por ello que tal vez sienta los síntomas del SII con más facilidad. A través de pruebas, su médico determinará si usted está sufriendo de una de estas condiciones también.

Algunos síntomas comunes con SII incluyen:

• Reflujo gastroesofágico, o enfermedad del reflujo gastro esofágico, que es el reflujo crónico de gases hacia el esófago.

• Enfermedad Celíaca que se llama una enteropatía por gluten, es una condición donde el gluten y la pared muscular del intestino, provocan una reacción en el organismo.

• Intolerancia a la lactosa es una condición en la cual la capacidad de digerir la leche no es posible.

• Alergias a los alimentos que es una respuesta del sistema inmune a los alimentos que usted come.

• La gastroenteritis eosinofílica es una rara condición en la que hay una reacción a los alimentos que hace que las células blancas de la sangre entren en el tracto gastrointestinal y causen enfermedades.

A través de exámenes y con asesoría del médico, podra determinar si usted tiene alguna de estas condiciones, que pueden empeorar los síntomas primarios del intestino irritable, para comenzar a tratarlos.

Seguimiento de admisión

Además de los tipos de alimentos que usted consume, también tome nota de lo mucho que ha comido. Lo que se recomienda es aprender el tamaño de las porciones, esto también es esencial para el paciente con SII.

Con SII, los síntomas pueden ser provocados o agravados por el hecho de que se consume demasiada cantidad de un alimento, en una sola sesión.

Aunque la mayoría de las personas, no se dan cuenta, la cantidad de alimentos que consumimos es demasiado para una sola sesión. Esto no sólo contribuye con el sobrepeso, sino que también causa problemas con la digestión.

Recuerde el ejemplo de comer una comida completa y sentir los síntomas del SII, inmediatamente después de comer. Esto se debe a que a la sensibilidad de su cuerpo se le suma las consecuencias de SII.

Debido a que su cuerpo no se detiene ante la reacción al dolor como debería, usted puede experimentar un dolor extremo de sólo comer en exceso.

La pregunta a la cual muchos se enfrentan a continuación, es cuanto es la cantidad correcta de alimentos que se debe consumir.

Una manera de aprender a comer, en cantidades correctas, es

utilizar las etiquetas de los envases. Saber cuánto alimento se considera una porción.

Alimentos

Las etiquetas de los alimentos son diseñadas de tal manera que puedan permitirle dividir la cantidad del tamaño de las porciones que deben servirse.

Por ejemplo, si el paquete dice que ese paquete rinde para 4 personas, entonces divida el producto terminado, en cuatro porciones antes de servirse a sí mismo o para otros.

Los tamaños comunes de una porción

Si realmente esta dispuesto a controlar todo lo que se refiere a la vigilancia de los síntomas de SII, entonces no deje pasar por alto el siguiente paso.

Un gran paso es calcular cuánto debe comer.
a continuación una pequeña guía instructiva, para que tenga una nocion de cuanto puede comer de algunos alimentos:

Frutas: Una taza, una taza de fruta se ve como el tamaño de una pelota de béisbol.

Ensalada: Una taza, una taza de ensalada parece el tamaño de una pelota de béisbol.

Una rebanada de pan es una porción.

Pasta, arroz o patatas: Una taza es una porción. Esto se ve como el tamaño de la mitad de una pelota de béisbol.

Panqueques: Una torta es una porción y se ve como el tamaño de un disco compacto.

Carnes: pescado, pollo, carne de res, carne de cerdo u otras carnes, 3 onzas es una porción y el tamaño de una baraja de naipes.

Pescado a la plancha o al horno: 3 onzas es una porción y se verá como el tamaño de un cheque que cabe en un talonario de cheques.

Helados: Una mitad de una taza es una porción, y es del tamaño de una pelota de béisbol y media.

Leche: Una taza es una porción y el tamaño de su puño

Queso: 1 ½ onzas es una porción. Parece cuatro dados apilados.

Aceites usados para cocinar o verdes: la porción es una cucharadita, que es el tamaño de la punta de su dedo pulgar.

Ahora, mire estos tamaños. ¿Con qué frecuencia usted come la mas de la porción de carne o pasta? ¿Con qué frecuencia come en exceso estos alimentos y se encuentra frente a los síntomas del síndrome de colon irritable?

Eso es suficiente!

Mucha gente va a reaccionar a esta medida de control de la porción, con temor de que esa cantidad de alimento en una porción, no pueda satisfacer su hambre.

para comprender un poco mejor estas diferencias en las necesidades de cada unos, debemos tener en cuenta que existen varios factores que hacen a esa diferencia de que para algunos exista la necesidad de comer mas.

Éstos son algunos de los factores que juegan un papel importante en la cantidad que necesita comer.

• Los hombres necesitan comer más que las mujeres debido a la masa y tamaño muscular.

• Los que realizan actividad física por mas de 30 minutos por día, necesitan comer un poco mas cantidad para compensar.

• Los niños y los adolescentes necesitan consumir más a medida que crecen.

• Las personas de edad avanzada pueden necesitar calorías adicionales en función de lo que están haciendo físicamente durante el día.

¿Cómo se puede saber cuánto es la cantidad adecuada de alimentos para usted?

La mejor manera de controlar la ingesta de alimentos que debe consumir es simple. Pregunte a su médico de cabecera la cantidad de calorías que debe consumir por día.

El macho físicamente activo debe consumir alrededor de 2.200 por día. Las mujeres físicamente activas deben consumir aproximadamente 1800 calorías por día.

Consejos para comer menos

Si se siente preocupado, y crea que tal vez no será capaz de controlar la cantidad que usted come, le sugiero lea atentamente la guía que esta a continuacion.

Éstos son algunos consejos para asegurarse de que cada bocado cuenta, y no hace daño en el proceso.

_ Preste atención a cuánto está comiendo. No se siente con un gran plato de comida.

_ Utilice un plato de postre en lugar de los platos grandes, este pequeño truco le permitirá comer menos y al a vez engañar su mente, mostrándole un plato abundante cuando en realidad no lo es. Póngalo en practica porque realmente funciona.

_ Coma lentamente. Tómese su tiempo para saborear cada bocado de alimento que come. No solo disfrutara mas de la comida, sino que ademas le dara tiempo suficiente para que su roganismo realice la digestión de manera efectiva.

_ En lugar de traer toda la comida a la mesa, siva en los platos de manera individual. Esto le ayuda a no tentarse con mas a seguir comiendo.

_ Preste atención a la frecuencia con la que está comiendo. Tal vez sin darse cuenta, consume más de lo que debiera con las picaduras de aperitivos aquí y allá.

Estos consejos le pueden ayudar a reducir la cantidad de comida que está comiendo. Prestar atención a esto, a su vez, le ayuda a reducir la cantidad y la intensidad de los síntomas del SII con los que se enfrenta.

Sobre limitación de sí mismo

como todo en la vida, los excesos nunca son buenos, y este punto no escapa a esa regla. Comer lo justo ni demás ni de menos. Atención con esto por favor.

¿Sabía que puede hacer daño a su salud si se limita demasiado a la hora de las restricciones dietéticas por el SII? No hay necesidad de ir a extremos tales como el seguir dietas muy específicas de algunos alimentos.

Cuando usted se limita a tal grado, que sólo come lo que dicta su régimen, y nunca jamás se permite dar un gusto, absolutamente se esta perjudicando se creó para no realmente.

Las dietas o planes de adelgazamiento que son demasiado estrictos son mucho más difíciles de seguir y de permanecer en ellos.

Además, algunas de estas dietas requieren la sustitución de los grupos de alimentos por completo. Eso en sí mismo, no es aceptable, porque esta limitando la nutrición, y esto hara que te perjudiques si o si.

En lugar de estas cosas, usted querrá tener en cuenta los alimentos que traen de la gravedad de los síntomas de IBS y limitar o eliminar las de su dieta. De lo contrario, una dieta bien balanceada es el otro ingrediente a un estilo de vida saludable y no debe ser restringido en el proceso.

Aún así, hay varias sugerencias de dietas muy estrictas para los pacientes con SII. A menos que su médico le recomiende una de estas, por sus severas condiciones de síndrome de colon irritable, no es recomendable su uso.

Las mejores sugerencias de dietas para todos los que padecen de SII

Todo se reduce a la comprensión de cuales son los alimentos que lo favorecen y cuales no. Mientras tanto, no olvide que cada persona debe experimentar controles adicionales específicos con la supervisión de su médico, casi todos podran beneficiarse de estos cambios específicos:

• Beber por lo menos 64 onzas de agua al día. Eso es cerca de 8 tazas.

• Consumir la cantidad adecuada de fibra.

• Reducir la cantidad de alimentos muy grasos y los alimentos fritos.

• En lugar de tres comidas grandes, comer seis más pequeñas, pero sin aperitivo en el medio.

• Retirar los alimentos con fructosa y sorbitol de su dieta o limitar el consumo de los mismo de manera estricta.

• Reducir la cantidad de alcohol y la cafeína en la dieta a lo más bajo posible.

Hacer estas cosas es probable que ayude a mejorar su dieta y así mejorar su salud en general, incluida la reducción de los síntomas del SII.

Su médico puede tener instrucciones más detalladas y específicas para que usted siga. Es mejor que siga todo lo que dice de cerca, para obtener los mejores resultados.

La importancia de la fibra

Cuando se trata de SII, las personas tienen que manejar cuidadosamente su consumo de fibra. Demasiada fibra conduce a la diarrea y no consumir lo suficiente puede causar estreñimiento.

¿Qué se necesita?

Lo mejor para empezar es consumir una variedad de diferentes tipos de fibra. Usted debe consumir fibra de las frutas, granos integrales y las verduras. La mejor manera de conseguir realmente la fibra y beneficiarse de su capacidad total es a través de estos recursos naturales.

Su cuerpo necesita fibra por varias razones. Por ejemplo, los gases que se produce por la fibra son necesarios para estimular los músculos del colon, así como para ayudar a ablandar las heces.

Pero, para algunas personas que tienen SII, esto causa una serie de problemas en el proceso. Agregar demasiada fibra suele ser el razonamiento detrás de la molestia a la que se enfrentan.

Por esa razón, usted debe comenzar a consumir más fibra en su dieta de manera regular, es decir poco a poco.

La mejor forma de obtener estos aditivos específicos de fibra es consumir alimentos que las contienen, algunos ejemplos de los mismos pueden ser: cítricos, semillas de lino y legumbres.

En resumen

El resultado final es que los alimentos que consume, tanto buenos como malos, causaran un efecto, que harán que su cuerpo reaccione.

Al descubrir qué alimentos son los que le provocan un gran malestar, podrá comenzar con la eliminación o limitación de ellos, se puede ver claramente los beneficios a largo plazo cuando se trata de su salud en general.

Capítulo 5:

Descripción de los Medicamentos

El síndrome del intestino irritable es una afección que tiene varias opciones de medicamentos para lograr un alivio. En la mayoría de los casos, estos medicamentos no se les otorga a todos, sino a aquellos con un nivel de moderado a extremo de gravedad de los síntomas de SII. En otras palabras, no puede ser la opción mas acertada para usted.

Estos medicamentos vienen en varias formas y tal vez ha oído mucho acerca de ellos, tal vez cuando visitó a su médico para ser diagnosticados con SII en primer lugar.

Si su médico no los menciona, o no está seguro de si son adecuadas para usted, es porque muy posiblemente su situación particular, puede requerir un medicamento diferente o simplemente cambios de estilo de vida para mejorar su estado y satisfacer sus síntomas.

La mejor manera de comenzar es realizando un gran cambio en su estilo de vida y en la dieta en general. Hacer cambios en sus niveles de estrés también ayudara.

Luego si esto no le proporciona los resultados esperados y sigue con los frecuentes síntomas del SII, entonces seguramente su medico le indicara un tratamiento con medicamentos.

A continuancion veremos una pequeña lista de algunoas de las opciones con las que cuenta para tratar su SII.

La primera línea de medicamentos es de venta libre. En muchos casos, los síntomas de SII pueden ser leves y para ellos no hay necesidad de tratamiento con prescripciones.

Algunos de los medicamentos y tratamientos que pueden ser útiles son los siguientes:

• Los suplementos de fibra. Como mencionamos anteriormente, la fibra es una parte fundamental para mantener la salud. En el caso del SII, la cantidad adecuada de fibra es necesaria para proporcionar a las personas la ayuda necesaria para aliviar el estreñimiento.

Los suplementos de fibra puede ser la mejor ruta para esto. Hay dos tipos. Psyllium que es como la marca Metamucil y metilcelulosa, que es como la marca de Citrucel.

• Los medicamentos anti diarrea. Estos son medicamentos para el efecto contrario. Ellos trabajarán para controlar la diarrea. Usted puede comprar loperamida como el nombre de marca Imodium para ayudar con la diarrea provocada como uno de los síntomas de SII.

Los medicamentos recetados

Como hemos mencionado, existen algunas opciones cuando se trata de proporcionar alivio a los síntomas del SII en el camino de los medicamentos recetados.

Hay algunos que se utilizan igualmente como medicamentos contra la diarrea y la fibra.

• Los medicamentos anticolinérgicos. Estos medicamentos pueden ayudar con los problemas con su sistema nervioso. Para algunos individuos con SII, hay una necesidad de medicamentos que pueden ayudar a regular la actividad del sistema nervioso.

Estos son llamados anticolinérgicos. Ellos proporcionan el alivio de espasmos incómodos y dolorosos, incluso del intestino.

• Los medicamentos antidepresivos. Para algunas personas, hay una necesidad de este medicamento debido a la depresión y el dolor que están experimentando.

Si esto resulta ser el caso, su médico puede recetarle un antidepresivo tricíclico o un inhibidor de la recaptación de serotonina que también se llama un ISRS..

Estos ayudan no solo ayudan con los síntomas de depresión sino que también ayudan con el control de los intestinos a través de las neuronas en su cerebro.

Esto incluye antidepresivos triciclo para la diarrea y dolor abdominal. Otros, como Prozac y Paxil Sarafem y se utilizan para ayudar con la depresión, así como el dolor y el estreñimiento.

Además de trabajar con su médico sobre su condición SII, también podrán ser beneficiados por trabajar con un asesor así. Esta es una situación común para aquellos que no pueden encontrar la ayuda de los medicamentos antidepresivos que está tomando.

En algunos casos, el alivio se puede encontrar para estas necesidades mediante el asesoramiento y el alivio del estrés a causa de ella.

Medicamentos para el SII

Hay una serie de medicamentos que pueden ser útiles para las personas que se enfrentan, al SII. Estos medicamentos pueden no ser adecuados para usted.

Su médico trabajará con usted para determinar cuáles son las mejores herramientas posibles para ayudar a aliviar la gravedad de los síntomas del SII.

Hay dos medicamentos que se utilizan actualmente para tratar el SII. Son alosetrón, con el nombre de marca Lotronex y tegaserod que se califica como Zelnorm.

Alosetrón

Este medicamento, ha despertado una gran controversia sobre su uso. En noviembre de 2000, la Administración de Alimentos y Medicamentos lo elimino del mercado.

Antes de eso, hubo al menos 197 personas que habían sufrido graves efectos secundarios debido a este medicamento y hubo cuatro muertes que se atribuyeron a él también. Estuvo en el mercado de apenas nueve meses.

Sin embargo, la FDA decidió una vez más, permitir el alosetrón en el mercado con algunas medidas restrictivas, en junio de 2002. Este medicamento es para ser usado como un antagonista de los receptores nerviosos.

Su objetivo es relajar el colon y volver lo suficientemente lento, el movimiento de los residuos a través de la parte inferior del intestino, ayudando así a aliviar muchos de los síntomas del SII.

Hoy en día, sólo se utiliza de manera estricta, prescrito a los pacientes. Sólo las mujeres son capaces de obtener este medicamento ya que para los hombres no está aprobado.

Además, sólo los médicos que han recibido formación especializada con el uso de la droga, pueden prescribirlo.

Es sólo para ser usado en casos en los que el individuo tiene el SII diarrea predominante. Los pacientes deberían haberse asegurado de que cualquier otro método de tratamiento de sus síntomas de SII no era útil.

Si su médico le receta este medicamento, es esencial que hable con él acerca de los posibles efectos secundarios y que supervise su estado de salud atentamente, solo para asegurarse de que usted no está sufriendo de cualquier cosa que pueda ser potencialmente mortal o drástico.

Tegaserod

El segundo tipo de medicamento que se usa para tratar el SII es el de tegaserod. Es bien conocido por su marketing comercial como marca Zelnorm.

Este medicamento ha demostrado ser eficaz para ayudar con SII de varias maneras. Los que tienen SII estreñimiento encontrarán que esto es beneficioso.

El medicamento funciona al imitar la acción del neurotransmisor serotonina. Esto ayuda a que los nervios y los músculos en los intestinos vayan por la misma pista, por lo que alivia el estreñimiento.

Hay algunos estudios que han demostrado que el tegaserod es capaz de proporcionar efectos secundarios graves en algunas personas. Si su médico le receta este medicamento, usted debe controlar su condición para cualquier efecto secundario.

De encontrar algo grave o fuera de lo comun, es esencial que hable con su médico tan pronto como sea posible para asegurar que el medicamento era la opción correcta para usted.

Si decide comenzar a tomar cualquiera de estos medicamentos para el tratamiento del SII, solo debe hacerlo después de haber aplicado con éxito los cambios de estilo de vida, cambios en la dieta y control del estrés.

Además de esto, usted debe haber visto un especialista en el campo y él o ella, es quien debe hacer la prescripción de este medicamento. Debido a que pueden ser potencialmente malos para algunos individuos, es de importancia para que usted, que sea recetado correctamente.

Otras opciones

Hay algunos medicamentos adicionales para quienes sufren el SII. Un medicamento que es similar al de alosetrón, aun se encuentra en ensayos clínicos en curso.

Además, el medicamento Kappa-opioides Agonish (Fedotozine) se encuentra en estudios y pueden estar disponibles en unos pocos años. Este medicamento es un narcótico sintético que contribuirá a reducir el dolor en los intestinos. Es similar a un opiáceo.

Otro medicamento llamado alfa-2 adrenérgico esta destinado a cubrir los síntomas del SII. Este medicamento debe estar disponible dentro de unos años si es aprobado por la FDA.

Su propósito principal es hacer que funcione de manera normal el intestino, así como aliviar el dolor asociado con SII.

Es la medicación adecuada para usted? Eso solo podrá decírselo su medico. Lo que si podemos decir desde aquí que todavía cuenta con mas opciones disponibles para ayudarle a luchar contra el SII. Solo debe continuar leyendo.

Capítulo 6:

Tratamientos Alternativos Para el SII

Hemos hablado mucho acerca de los medicamentos y los cambios de estilo de vida que usted necesita hacer para manejar el síndrome del intestino irritable.

Ni que decir tiene una de las condiciones más difíciles de tratar, porque existe la preocupación de muchos, de que en esos casos los medicamentos no sean de ayuda.

Hay algunos excelentes tratamientos alternativos y las plantas medicinales que han mostrado un poco de ayuda con el manejo de los síntomas del SII.

Al igual que con todos los tratamientos alternativos, no hay garantía de que estos trabajarán para usted. Algunos tratamientos parecen ayudar a los demás más que la mayoría.

Sin embargo, cuando se trata de encontrar alivio de SII, no hace falta decir que cualquier tipo de tratamiento que tiene el potencial de ayudar, debe explorarse a fondo.

En este capítulo, vamos a profundizar en algunas de las opciones de tratamiento alternativo. En muchos casos, podrá ponerlo en practica junto a sus otros tratamientos, para logra mejores y mas rapidos beneficios para el SII.

<u>¿Por qué utilizar tratamientos alternativos?</u>

Hay muchos tratamientos y alternativas diferentes para todas las condiciones. Desde el resfriado común hasta la lucha contra el cáncer, y sí, para el SII, también hay un tratamiento alternativo que puede ser útil para usted.

¿Por qué debería considerar el uso de tratamientos alternativos, entonces?

Hay muchas razones y la razón más grande que otros consideran que es importante utilizar tratamientos alternativos es simple.

La mayoría de los tratamientos alternativos, los recursos, especialmente a base de hierbas y similares no tienen los efectos secundarios severos que los medicamentos químicos hacer.

A raíz de muchos de los diferentes problemas con los medicamentos para SII, más y más personas están buscando métodos alternativos para controlar sus SII.

Terapias Complementarias

Usted tendrá que considerar terapias complementarias en la búsqueda de alternativas a los medicamentos para el SII. Como la palabra lo indica, los tratamientos complementarios con seguridad se pueden tomar con otros medicamentos u otros cambios en su estilo de vida.

En muchos casos, se toman en conjunto con los medicamentos y todos hacen que el resultado final sea mucho mejor para el que sufre SII.

Algunas de las terapias complementarias que usted debe considerar para aplicar en su vida diaria para combatir SII incluyen:

• Bases de hierbas y productos dietéticos

• Terapias somática como la acupuntura

• Respiración y terapias de movimiento

• Terapias corporales y para la mente.

Cuando se utiliza en prácticamente en cualquier aspecto de la salud, no puede haber mas que beneficios de estas terapias para el paciente. En muchos casos, no hay efectos secundarios adversos o procedimientos adversos, esto es increíblemente difícil de pasar.

Los tratamientos complementarios le permiten ser tratado como una persona completa en lugar de tratar sólo los síntomas que está experimentando.

Hay mucha gente que no está de acuerdo con lo que dice su médico o simplemente no les gusta el enfoque que se está tomando. En muchos sentidos, el uso de tratamientos de cortesía le permite estar en control de su propio tratamiento.

Ahora, vamos a desglosar los distintos tipos de terapias complementarias que usted puede considerar para el tratamiento del SII. Recuerde, utilizando cualquiera de estos métodos puede mejorar su salud general y bienestar.

Fitoterapia
Es la terapia a base de plantas. Esta utiliza las plantas que se encuentran naturalmente y productos vegetales, para ayudar a hacer que alguien se sienta bien. En muchos casos, los remedios a base de hierbas que se encuentran en la actualidad, se han utilizado durante miles de años por las antiguas civilizaciones chinas. Algunos de ellos han prosperado y otros no tanto.

En las terapias a base de hierbas que se han diseñado para el SII, generalmente hay más de un conjunto de ingredientes o terapias. Esto se debe según cómo se utilizan las terapias. En lugar de mirar a la enfermedad y su progreso, los remedios antiguos se enfocaban en el patrón de síntomas que está enfrentando y la dirección de este.

Por supuesto, es importante tener en cuenta que la mayoría de los tratamientos a base de hierbas disponibles en la actualidad, se han modificado con el tiempo, no sólo por los ingredientes disponibles, sino también la condición de los mismos ha cambiado a lo largo de ese período de tiempo.

Las hierbas más utilizadas para el síndrome de intestino irritable son:

• Regaliz

• Cardamomo

• Ruibarbo

• Cebada

• Cáscara de mandarina

• Cebada

Al momento de comprarlos, es probable que el producto a base de plantas contenga cinco o más hierbas en un formulario. Al comprar estas, es de suma importancia prestar atención que está comprando y la calidad del producto.

Sin la más alta calidad, y las formas más puras de estos tratamientos a base de hierbas, es poco probable que usted vea los beneficios que están disponibles a través del uso de ellos.

Si usted no cree en este trabajo, entonces no pierda tiempo en intentarlo. Sin embargo, es bueno que este al tanto de los hechos reales, tales como estudios realizados que en verdad han demostrado mejoría en los pacientes con SII que recibieron una dosis diaria de productos a base de hierbas durante un tiempo.

La mayoría de ellos volvieron a ser evaluadas, y los resultados han demostrado gran mejoría de los síntomas.

Éstos son algunos suplementos de hierbas que usted puede tomar, que han demostrado proporcionar una cierta mejora para el SII en el paciente.

Jengibre
El jengibre es un alimento común que se consume en lo que respecta a aliviar los problemas de SII. El uso del jengibre se puede hacer de varias maneras. Para aquellos con SII, un tratamiento puede ser el uso de extracto de jengibre.

Unas gotas de este, consumidas a diario, puede ayudar actuando como anti inflamatorios, así como la mejora de la calidad del revestimiento de su sistema gástrico y ayuda a los intestinos para hacer su trabajo.

Aceite de menta
Un tratamiento común para condiciones gastrointestinales es la del aceite de menta. Usted debe tener cuidado al consumir grandes cantidades de aceite de menta, ya que puede causar en algunas personas acidez estomacal. Pero, de lo contrario, ha sido beneficioso para las personas que sufren de SII.

Cuando se usa para tratar el SII, el aceite de menta es útil en varios aspectos. Puede ayudar a disminuir la cantidad de espasmos musculares, que sufre el tracto gastrointestinal.

Además, puede ayudar con los otros síntomas comunes del SII, tales como el alivio de la hinchazón y el dolor en el abdomen.

Añadir unas gotas de aceite de menta a su bebida y tendrá ademas de un tratamiento, un sabor agradable para los síntomas de SII a los que podría enfrentarse ese día.

Extracto de hoja de alcachofa
A lo largo de Europa, el extracto de hoja de alcachofa ha sido útil en

el tratamiento del SII. Se ha demostrado algunas mejoras en la secreción de la bilis por el paciente.

No ha habido una gran cantidad de estudios sobre este tratamiento hasta el momento, sin embargo si buenos resultados.

Otros
Hay otros productos a base de hierbas que usted puede tomar para ayudar con el estreñimiento. Lo más común es el de raíz de ruibarbo.

Sin embargo, otros incluyen sen, cáscara sagrada, y aloe. Consumir sólo una pequeña cantidad de estos elementos a través de suplementos o píldoras ayudará a aliviar el estreñimiento.

Terapia del Movimiento
Otra terapia alternativa útil para el SII es el de la terapia de movimiento. En este tipo de terapia, los individuos tienen la capacidad de utilizar su cuerpo para conseguir la relajación y ayuda en el tratamiento de los síntomas del SII.

Algunos de los mejores para tener en cuenta son el yoga y el tai chi. La mayoría de los individuos pueden beneficiarse de la adición de uno o ambos de estos a su rutina diaria o cada dos días.

Hacer yoga o tai chi puede ayudar de varias maneras. Los movimientos del cuerpo ayudan a revivir las condiciones tales como dolor en el abdomen, distensión abdominal, gases y diarrea.

Ha habido algunos estudios que han demostrado el resultado de esto, la mayoría con beneficios que se han visto en pequeña escala.

Lo bueno de hacer terapia de movimiento es que tiene beneficios en otros aspectos también.

Por ejemplo, el yoga puede ser beneficioso no sólo para el SII, también mejora la salud general del cuerpo y ayuda con el mantenimiento del peso adecuado.

Como ya comentamos en capítulos anteriores, la reducción del estrés es una de las cosas más importantes para que usted tome en cuenta.

Cuando se trata de usar la terapia de movimiento para tratar el SII, se le hace frente a la tensión final de la misma. Con este tipo de mejoras, se puede ver los beneficios a través del tablero en su salud.

Para agregar yoga o tai chi a su estilo de vida, visite un centro local de recreo o en el gimnasio. Regístrate en curso para principiantes. Hacer esto le permite aprender las verdaderas formas de estas terapias y le dará la mejor respuesta posible.

Hacer los ejercicios del yoga a diario, es recomendable, pero cualquier cantidad de la misma, por semana que realice, mostrara algunos beneficios para usted.

Terapia Mente Cuerpo

Como ya comentamos a principios de este e-libro, hay una conexión entre el estado emocional y los síntomas de SII que está experimentando.

Con la ayuda de terapias de cuerpo y mente, usted puede mejorar su bienestar general y reducir la cantidad y severidad de los síntomas del SII.

La meditación es uno de esos tipos de actividades. La meditación permite que su cuerpo se relaje y permite que su mente se ponga a gusto.

Estas cosas son imprescindibles cuando se trata de la lucha contra el SII. Además, permite la meditación diaria para aliviar el estrés que puede ayudar en la reducción de los síntomas del SII en sí.

Otro tipo de terapia de cuerpo-mente que ha demostrado ser muy beneficiosa es la hipnoterapia.

Incluso en algunos ensayos clínicos, la hipnoterapia ha demostrado ser una herramienta de ayuda en la reducción de los síntomas del SII.

Para que sea beneficioso, tendrá que visitar y tener una sesión de hipnosis a la semana. Usted querrá hacer esto durante varios meses para obtener los mejores resultados.

Durante la hipnosis, el individuo tendrá que hacer la relajación progresiva. Este utiliza imágenes relajantes, así como sensaciones para ayudar a los síntomas de la persona.

Con la hipnosis eficaz, hay varias ventajas que se pueden ver como el dolor en el abdomen pasa a ser relevado, el estreñimiento se reduce junto con la hinchazón y se siente una mejora general en la calidad de vida.

Para utilizar la hipnoterapia en el tratamiento para el síndrome del intestino irritable, debe encontrar un terapeuta calificado y experimentado.

El mayor desafío para usted si en verdad le interesa hacer el trabajo de la hipnosis, será encontrar un terapeuta, experto en el tratamiento de su condición.

Además, puede ser una alternativa costosa comparada con otros métodos de tratamiento del SII. Sin embargo, si aplica ambos tratamientos (para la mente y el cuerpo) puede ser muy beneficioso.

La acupuntura

Durante miles de años, la acupuntura se ha utilizado para ayudar en la curación de todo tipo de condiciones médicas. No hay duda de que usted encontrará algunos de los beneficios de esta antigua medicina china. En la actualidad, es ampliamente utilizada en todo el mundo y está creciendo en popularidad.

¿Qué es la acupuntura? Para los que no lo saben, puede llegar a parecer como algo salido de un libro bien extraño, pero en realidad es bastante simple de entender.

Se trabaja en la teoría de que hay canales de energía llamados meridianos. La energía es llamada Qi. Estos canales llevan su curso a través de todo el cuerpo.

En estos meridianos hay 360 puntos de acupuntura diferentes. Cuando están sanos, la energía fluye por el cuerpo fácilmente a través de los canales.

Cuando usted está enfermo, el flujo de energía es de alguna manera interrumpida. Esto es lo que causa síntomas similares a los que se enfrenta con el SII.

La acupuntura se utiliza en lugares específicos alrededor de su cuerpo para ayudar a liberar energía y traer de vuelta el flujo de la energía por todo el cuerpo.

¿Qué puede hacer la acupuntura para el SII, entonces? Hay varias cosas en las que puede ayudar. Algunas personas encuentran alivio del dolor en el abdomen. Las náuseas y distensión abdominal también se pueden aliviar con la acupuntura.

Si desea obtener estos y otros beneficios mas a través de la acupuntura, su primer objetivo será encontrar un acupunturista con experiencia y cualificado.

Estas personas deben tener un buen historial en ayudar a las personas que sufren especialmente el síndrome de intestino irritable.

Muchas veces, la acupuntura es aún mejor cuando se empareja con la correcta combinación de antiguos remedios herbales chinos, que se han utilizado durante siglos.

La acupuntura es una ruta segura para tomar cuando se acude con alguien que es educado y con experiencia. Asegurar esto garantizará un buen resultado.

Los probióticos

Los probióticos pueden ser útiles en el tratamiento del SII también. Trabajan mediante la alteración de la flora intestinal.

Los probióticos son microorganismos que pueden ayudar a regular la bacteria en los intestinos. Al equilibrar estas bacterias, se encuentra el mayor beneficio en el alivio de los síntomas.

En sus intestinos en la flora intestinal, habitan las bacterias buenas. Se utiliza para mantener el tubo digestivo funcionando correctamente.

Además, la flora intestinal, que en realidad son organismos que a lo largo de los intestinos, también ayudan con el mantenimiento de su sistema inmunológico saludable y modo de secrecion de fluidos.

La idea es que tal vez los beneficios de las bacterias naturales se pueden utilizar para ayudar a tratar el SII también. Por esta razón, los probióticos han sido utilizados para simular la flora intestinal.

En algunos estudios, los probióticos han sido beneficiosos en la reducción de la cantidad de dolor que una persona experimenta en el abdomen.

La reducción de gases también es evidente con el uso de probióticos. Para algunas personas los beneficios se han visto en la función regular del intestino con la ayuda de los probióticos también.

Usted puede comprar los probióticos fácilmente en tiendas de alimentos saludables, tanto en línea como en su área local. En general se cree que podría ser potencialmente beneficioso para los que sufren de SII, pero seria mas prudente esperar los estudios que deben avalar esta teoría, an tes de darlo por garantido.

Son las Terapias para usted

El resultado final de todas estas opciones diferentes, es que sea usted mismo quien escoga, junto a la orientación de su medico, que camino seguir.

Para algunos individuos, el mantener sólo los medicamentos tradicionales es la única manera de salir adelante del SII. Para otros, el mayor beneficio provendrá de la capacidad de evitar el uso de medicamentos, que suelen tener efectos secundarios dañinos.

Sin embargo, la conclusión es que usted cuenta con diferentes opciones y podrá tomar la que mejor se adapte al grado de complicación de su SII, y la que pueda darle mayor bienestar en menos tiempo.

Recuerde que muchas de estas terapias complementarias las puede utilizar en combinación con los medicamentos y los cambios de estilo de vida que su médico le ha recomendado.

Si no está seguro de cómo un remedio herbario trabajará con los medicamentos que está tomando actualmente, pregúntele a su médico primero. Mejor aún, si también puede hablar con su especialista de hierbas, en la tienda local de alimentos saludables.

Es esencial encontrar cualquier ayuda que usted puede conseguir para calmar o eliminar los síntomas del SII. Tenga presente que las terapias complementarias, pueden ser un excelente opción.

Capítulo 7:

Prevención, el mayor beneficio

La prevención es la mejor medicina cuando se trata el síndrome del intestino irritable. No podemos enfatizar lo suficiente como para demostrar cuan importante es este punto.

SII no es nada de qué preocuparse cuando no sucede. No se puede pensar y planificar antes de los síntomas establecidos aparezca. Debido a que aun hoy, no se conocen a ciencia cierta las causa el SII, en primer lugar, es aún más importante para cada uno de los que sufren de ella, hacer todo lo posible para detenerlo antes de que ocurra, como primera medida.

La prevención es la mejor herramienta para hacer mucho mas tolerable los síntomas o mejor aun, evitar que estos se presenten. Hay varias cosas que usted necesita tener en cuenta cuando se trata de prevenir la aparición de los síntomas del intestino irritable.

En muchos sentidos, es fundamental conocer cual es el grado en el que se encuentra y cuál es su reacción a su condición, esto determinará qué tan severo y con qué frecuencia sus síntomas surgen.

No podemos curar el síndrome del intestino irritable, sin embargo, hay cosas que podemos hacer para prevenir los síntomas aparezcan.

Éstos son algunas de las mejores herramientas que se encuentran a su disposición, para luchar contra el SII a través de la prevención.

Su dieta: Mejorar su dieta es uno de los mejores pasos que puede tomar para mejorar la calidad de vida que experimenta. Hay un montón de oportunidades para que usted pueda hacer esto. Tome nuestro consejo y siga periódicamente controlando lo que come.

Ejercer ese control le permitirá averiguar qué está causando los síntomas de SII de manera más pronunciada y podrá asi evitar esos alimentos.

Mientras que las dietas de eliminación pueden ser útiles, se dará cuenta de que una dieta bien balanceada en general, también puede ser útil para aliviar los síntomas del SII.

No olvide consumir la cantidad adecuada de fibra para sus necesidades. Los estreñimientos frecuentes son una clara señal de esa persona esta dentro del grupo de los más propensos a necesitar una fuente adicional de fibra, incluyendo con la ayuda de suplementos.

Consejería: No hay duda de ello, es necesario trabajar con su médico para planificar el tratamiento que sea adecuado para usted, pero usted también debe pensar en buscar asesoría.

Cuando se trata de SII, es esencial para satisfacer las necesidades emocionales, así como físicas. Por ello es que, tal vez usted quiera hablar con un psicólogo o un psiquiatra.

Al invertir en unas cuantas sesiones con un psicólogo experto, será más capaz de reducir los niveles de estrés que pueden provocar los síntomas del SII rápidamente.

No sólo le ayudará a reducir el estrés sino también para ayudar a controlar los eventos en su vida que le dan despiertan una gran ansiedad. Se le enseñará cómo manejar y aliviar el estrés de tal manera que mejorara sus síntomas de SII.

Hacer ejercicio: Es necesario para la salud en general de su cuerpo, que este realice algo de movimiento físico. Usted tiene que hacer movimiento físico y ejercicio a diario. Esto puede incluir cosas tales como el yoga, caminar o hacer ejercicios aeróbicos regulares, u otras formas de actividad física.

Agregar en el ejercicio físico mantiene el cuerpo sano y ayuda a reducir la cantidad de estrés del cual puede quedar preso.

Es fácil decidir dar un paseo o hacer una caminata, inscribirse en las clases de yoga antes de trabajar cada día, etc. Al hacer estas cosas notara como lo ayudan a detener los síntomas del SII antes de que comiencen a suceder.

Mente Terapia: Si bien hemos mencionado conseguir asesoramiento, hay mucho que puede hacer por su cuenta para ayudar a reducir o prevenir los síntomas del SII cuando se trata de su mente.

La meditación es una gran herramienta para esto. Dedíquese el tiempo necesario para permitir a usted mismo borrar de su mente aquello que lo perturba. Esto ayudará a aliviar su estrés y le dará tiempo para relajarse.

Una excelente manera de hacer esto, puede ser: llegar a su casa y tomar un baño relajante. O encontrar tiempo antes o después del trabajo, cuando todo el mundo está en la cama, para relajarse durante unos minutos, a solas con sus pensamientos.

Biofeedback: Es una técnica excelente para aprender a ayudar a reducir la cantidad de estrés al que es sometido diariamente. En este sentido, usted aprenderá cómo llevar a cabo esto con la ayuda de una máquina.

Esto ademas, ayuda a reducir la tensión muscular y a retardar su ritmo cardíaco. Aunque una máquina le ayudará a hacer esto al principio, el objetivo es mostrar cómo, para que pueda manejar el estrés con mayor eficacia por su cuenta.

Hable con su médico acerca de las oportunidades de biofeedback. En la mayoría de los casos, se puede hacer en su centro médico local o a menudo se puede encontrar más información a través de su hospital local.

Hipnosis: Como mencionamos anteriormente, el objetivo de la

hipnosis con respecto del SII es el de reducir la cantidad de dolor que está experimentando.

Con un hipnotizador experto, se pueden encontrar beneficios a través de la relajación para todos o algunos de los síntomas que han sufrido con el SII.

Se ha demostrado su eficacia en la reducción de la cantidad de episodios de dolor cólico abdominal y distensión abdominal.

Además de ayudar con la relajación, un hipnotizador experto, en realidad puede ayudar a prevenir la aparición de síntomas graves, aprendiendo cómo detenerlos cuando empiezan a encenderse.

Por ejemplo, usted aprenderá a relajar con eficacia los músculos intestinales, con sólo imágenes en un estado suave y relajado.

Respiración: No hay duda de que las técnicas de respiración correctas también pueden ser muy útiles para aquellos que sientan que el SII es costoso. Aprender a respirar correctamente va a ser un fabricante de la gran diferencia.

Ahora mismo, mientras usted está leyendo esto, es probable que la respiración de su pecho, se produzcan de una manera agitada. Sin embargo, usted puede controlar sus niveles de estrés y relajarse más fácilmente, si aprende a respirar desde el diafragma en su lugar.

¿Qué tiene esto que ver con el SII? Siéntese con la espalda recta y respire de manera que su estómago se expanda. Cuando usted exhala, naturalmente tienen los músculos del estómago descanso. Durante esta relajación, usted encontrará que usted permite que sus músculos de su abdomen también descansen, y a su vez reducirán la tensión y el dolor de ser presentada por el SII.

La prevención es tu objetivo cuando la lucha contra el SII se presenta.

Incluso si usted no puede llegar a lograr todas estas diversas técnicas, para ayudarle a encontrar el alivio de la tensión por medio de la relajación que usted necesita, busque y dedique sólo diez o veinte minutos por día, para hacer algo que sea relajante.

No importa qué es lo que hace que usted se relaje, solo hagalo. Esto en sí mismo le ayudará a sentirse mejor y reducira la frecuencia de los síntomas del SII.

Si solamente hace una o dos de estas medidas preventivas, notara la diferencia final en su bienestar y salud.

Conclusión:

La lista para el SII (Sindrome De Intestino Irritable)

El síndrome del intestino irritable es una condición que es probable que sea algo con lo que debe enfrentarse desde hace muchos años.

Pero, con algunas herramientas y métodos eficaces, usted puede manejar su SII de una manera que en verdad disminuye la frecuencia y la severidad de sus síntomas.

Aquí está la lista de tareas pendientes para que esto suceda.

1. Controlar su dieta. Determinar cuáles son los alimentos que pueden empeorar sus síntomas, para eliminarlos o limitarlos en su dieta. Obtenga su fibra. No coma demasiado en una sola sesión.

2. Averigüe si es grave el SII cuando el medico le da la orden de tomar medicamento. Trabaje con su médico para determinar cual de estos tipos de medicamentos se ajustan mas a sus necesidades y su caso en particular; los medicamentos de venta libre o los recetados.

3. Aliviar el estrés. La prevención es la mejor medicina para el alivio del estrés. Utilice cualquiera de los métodos que hemos proporcionado para ayudarle a aprender a manejar el estrés con mayor eficacia.

4. Considerar y utilizar tratamientos alternativos para el síndrome de intestino irritable como lo hemos discutido. Uno o más de estos tratamientos complementarios pueden ser muy eficaces.

5. Manténgase informado y educado sobre su propia salud. Manténgase informado sobre los nuevos estudios y los últimos tratamientos para el SII. Administre su propio cuidado de salud por el manejo de sus síntomas a través de un tratamiento de cuerpo entero.

La prevención de los síntomas del SII no es imposible, es un desafío. Su mejor apuesta es comenzar con un paso a la vez y trabajar con todos ellos.

No trate de poner en práctica una gran cantidad de cambios al mismo tiempo, esto no funcionara. En cambio, el trabajo en la mejora de su salud, puede llegar de la mano por un simple cambio de una cosa a la vez.

Pronto, usted encontrará que el síndrome del intestino irritable es algo que se puede conquistar.